BEI GRIN MACHT SICH IHR WISSEN BEZAHLT

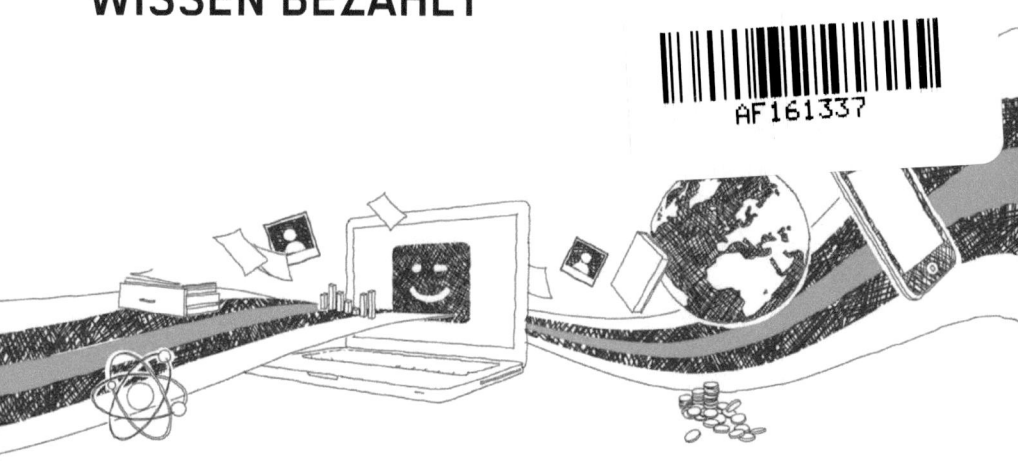

- Wir veröffentlichen Ihre Hausarbeit, Bachelor- und Masterarbeit

- Ihr eigenes eBook und Buch - weltweit in allen wichtigen Shops

- Verdienen Sie an jedem Verkauf

Jetzt bei www.GRIN.com hochladen und kostenlos publizieren

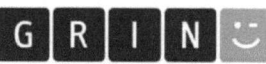

Bibliografische Information der Deutschen Nationalbibliothek:

Die Deutsche Bibliothek verzeichnet diese Publikation in der Deutschen Nationalbibliografie; detaillierte bibliografische Daten sind im Internet über http://dnb.d-nb.de/ abrufbar.

Dieses Werk sowie alle darin enthaltenen einzelnen Beiträge und Abbildungen sind urheberrechtlich geschützt. Jede Verwertung, die nicht ausdrücklich vom Urheberrechtsschutz zugelassen ist, bedarf der vorherigen Zustimmung des Verlages. Das gilt insbesondere für Vervielfältigungen, Bearbeitungen, Übersetzungen, Mikroverfilmungen, Auswertungen durch Datenbanken und für die Einspeicherung und Verarbeitung in elektronische Systeme. Alle Rechte, auch die des auszugsweisen Nachdrucks, der fotomechanischen Wiedergabe (einschließlich Mikrokopie) sowie der Auswertung durch Datenbanken oder ähnliche Einrichtungen, vorbehalten.

Impressum:

Copyright © 2012 GRIN Verlag, Open Publishing GmbH
Druck und Bindung: Books on Demand GmbH, Norderstedt Germany
ISBN: 978-3-668-22575-6

Dieses Buch bei GRIN:

http://www.grin.com/de/e-book/316974/gesundheits-und-motivationsanalyse-durch-mitarbeiterbefragung

Leonie Gath

Gesundheits- und Motivationsanalyse durch Mitarbeiterbefragung

GRIN Verlag

GRIN - Your knowledge has value

Der GRIN Verlag publiziert seit 1998 wissenschaftliche Arbeiten von Studenten, Hochschullehrern und anderen Akademikern als eBook und gedrucktes Buch. Die Verlagswebsite www.grin.com ist die ideale Plattform zur Veröffentlichung von Hausarbeiten, Abschlussarbeiten, wissenschaftlichen Aufsätzen, Dissertationen und Fachbüchern.

Besuchen Sie uns im Internet:

http://www.grin.com/

http://www.facebook.com/grincom

http://www.twitter.com/grin_com

Deutsche Hochschule für
Prävention und Gesundheitsmanagement
Hermann Neuberger Sportschule 3
66123 Saarbrücken

Einsendeaufgabe

Fachmodul: BGM I

Studiengang: Master of Arts in Prävention und Gesundheitsmanagement

Version Studienbrief: August 2012, v8

(Datum des Vorwortes, Versionsnummer in Fußzeile des Studienbriefes)

Name, Vorname: Gath, Leonie

Studienort: **Saarbrücken**

Semester: **WS 2012**

Aufgabe 1)

Die entwickelte Mitarbeiterbefragung wird im Firmensitz des Unternehmens Muster AG, in Musterstadt, durchgeführt. Das Unternehmen spezialisiert sich seit 1998 auf die Anfertigung kundenspezifischer Antriebssysteme und stellt seither Präzisionsgetriebe, die in verschiedensten Bereichen der Technik ihre Anwendung finden, her. Die Unternehmensleitung hat sich dazu entschlossen, die Aktivitäten im Bereich des Betrieblichen Gesundheitsmanagements zu verstärken und möchte mithilfe einer schriftlichen Mitarbeiterbefragung eine Situationsanalyse im Unternehmen zu unterschiedlichen Fragestellungen durchführen.

Aufgrund ihrer hohen Aussagekraft bildet die Mitarbeiterbefragung in diesem Zusammenhang das Kernelement der Gesundheits-/ Motivationsanalyse. Durch eine Befragung wird es möglich, Querverbindungen und Zusammenhänge von Belastung und Gesundheit zu überprüfen (Weinreich & Weigl, 2002). Laut Neugebauer (2003, S. 7) sind es vorrangig sechs Ziele, die mit einer Mitarbeiterbefragung verfolgt werden. Diese decken sich mit den Erwartungen, die das Unternehmen Muster AG an die Mitarbeiterbefragung hat:

- Informationsgewinn
- Veränderungsprozesse beschleunigen
- Verstärkung des Dialogs zwischen Führungskräften und Mitarbeitern
- Identifizierung von Schwachstellen und Handlungschancen
- Kontrolle/ Beurteilung von Arbeitsabläufen (hier Tätigkeiten)
- Erheben von Vergleichsdaten (z.B.: Branchendaten, Benchmarks, zukünftige Befragungen im Unternehmen)

Das besagte Unternehmen gliedert sich in drei Bereiche: Logistik, Produktion und Verwaltung. Zu Beginn der Befragung gilt es, den Teilnehmerkreis zu definieren. Da die Befragung vorerst von einer Masterstudentin im Rahmen einer Hausarbeit durchgeführt werden soll, entscheidet sich die Unternehmensleitung dazu, lediglich einen Teilbereich des Unternehmens – die Verwaltung – befragen zu lassen. Das Unternehmen erhofft sich mittels der Befragungsergebnisse die subjektive Beanspruchung durch die aktuelle Arbeitssituation sowie gesundheitsrelevante Einstellungen erfassen zu können. Durch die Erfassung von Wirkungszusammenhängen ist es im späteren Verlauf möglich prioritäre Handlungsschwerpunkte abzuleiten und eine Orientierung zur Interventionsplanung zu bekommen. Sollten sich signifikante Problembereiche und hohe Beeinträchtigungen der Mitarbeiter durch deren Tätigkeit und die Arbeitsumgebung im Bereich Verwaltung erkennen lassen, so möchte das Unternehmen danach einen externen BGM-Experten hinzuziehen, der die Analysen fortführt, die Situation durch zielgerichtete Maßnahmen entschärft und ggfls. ein ganzheitliches BGM-Konzept einführt.

Bei der Mitarbeiterbefragung wurde methodisch wie folgt vorgegangen:
- Vorstellung im Unternehmen Muster AG Musterstadt durch die Masterstudentin – Zusage zur Befragung
- Festlegung des Teilnehmerkreises und anschließende Konstruktion des Fragebogens
- Freigabe des Fragebogens durch die Geschäftsleitung und die Personalabteilung
- Mitarbeiterinformation und Durchführung der Befragung
- Sicherstellung des Fragebogenrücklaufs
- Auswertung der Ergebnisse im Rahmen einer Hausarbeit
- Besprechung weiterer Schritte mit der Unternehmensleitung

Der Fragebogen wird in schriftlicher Form ausgehändigt, da Befragungen hohe Anforderungen an die Anonymität stellen und gegebenenfalls Misstrauen hinsichtlich des Datenschutzes seitens der Mitarbeiter besteht (Allmann & Pieter, 2011, S. 74). Der Fragebogen und das Anschreiben werden in einem Umschlag ausgehändigt und sollen nach dem Ausfüllen im selben Umschlag in eine verschließbare Box mit Einwurfmöglichkeit zurückgegeben werden.

Fragebogen inkl. Anschreiben
- Mitarbeiterbefragung im Betrieblichen Gesundheitsmanagement -
Muster AG; Bereich Verwaltung

Sehr geehrte Teilnehmerin, sehr geehrter Teilnehmer,

Ihre persönliche Meinung liegt uns am Herzen, daher fragen wir nach! Wie Sie sicher schon feststellen konnten, hat die Unternehmensleitung mithilfe der Personalvertretung beschlossen, die Aktivitäten im Betrieblichen Gesundheitsmanagement zu verstärken um Ihren Arbeitsplatz langfristig gesünder zu gestalten. Da Sie Expertinnen und Experten für Ihre Arbeit und Gesundheit sind, möchten wir mit Ihnen eine anonyme Befragung durchführen. Dazu brauchen wir einige Aussagen zu Ihrer belastungs- und gesundheitsbezogenen Situation.

Bitte lesen Sie den Fragebogen aufmerksam durch und beantworten Sie nach Möglichkeit alle Fragen lückenlos. Antworten Sie dabei so, wie es auf Sie persönlich am besten zutrifft. Sie benötigen für die Beantwortung der Fragen ca. 10 Minuten. Selbstverständlich ist die Befragung freiwillig und anonym. Die Auswertungsergebnisse werden nur die Daten erhalten, die keine Rückschlüsse auf einzelne Personen zulassen. Die Auswertung des Fragebogens erfolgt ebenso streng vertraulich.

Bitte legen Sie den ausgefüllten Fragebogen zurück in den Briefumschlag und werfen Ihn in die verschließbare Box, die am Informationsschalter am Eingang des Unternehmens für Sie bereit steht. Sie werden über die Ergebnisse der Befragung schnellst möglich informiert.

Herzlichen Dank für Ihre Mitarbeit!
Mit freundlichen Grüßen,
Ihre Unternehmensleitung der Muster AG
& Ansprechpartnerin Leonie Gath, Masterstudentin der DHfPG

Tab. 1: Frage 1 – Angaben zur Person (eigene Darstellung nach WIdO, 2010, S. 142)

1. Angaben zur Person	
1.1 Geschlecht:	O Männlich
	O Weiblich
1.2 Wie alt sind Sie?	O Jünger als 20 Jahre
	O 20-29 Jahre
	O 30-39 Jahre
	O 40-49 Jahre
	O 50-59 Jahre
	O 60 Jahre und älter

Tab. 2: Frage 2 – Allgemeine Zufriedenheit mit der Arbeit (eigene Darstellung nach WIdO, 2010, S. 139)

2. Wie gefällt Ihnen Ihre Arbeit insgesamt?	O Sehr gut
	O Gut
	O Teils – teils
	O Nicht so gut
	O Gar nicht

Tab. 3: Frage 3 – Beurteilung des allgemeinen Gesundheitszustandes (eigene Darstellung nach WIdO, 2010, S. 116)

3. Wie beurteilen Sie im Allgemeinen Ihren Gesundheitszustand?	O Sehr gut
	O Gut
	O Zufriedenstellend
	O Weniger gut
	O Schlecht

Tab. 4: Frage 4 - Beschwerden (eigene Darstellung nach WIdO, 2010, S. 117)

4. Wie oft haben Sie die folgenden Beschwerden?	Nie	Selten	Häufig
Rückenschmerzen	O	O	O
Magenschmerzen/ Sodbrennen	O	O	O
Verdauungsstörungen	O	O	O
Kreislaufstörungen/ Herzbeschwerden	O	O	O

4. Wie oft haben Sie die folgenden Beschwerden?	Nie	Selten	Häufig
Nervosität/ Unruhe	O	O	O
Kopfschmerzen	O	O	O
Verspannungen/ Verkrampfungen	O	O	O
Atembeschwerden	O	O	O
Müdigkeit/ Abgeschlagenheit	O	O	O
Mutlosigkeit/ Traurigkeit/ Bedrückung	O	O	O

Tab. 5: Frage 5 - Belastungen am Arbeitsplatz (eigene Darstellung nach Wido, 2010, S. 133 f.)

5. Fühlen Sie sich durch folgende Faktoren an Ihrem Arbeitsplatz belastet?	Überhaupt nicht	Ein wenig	Stark
Ständiges Sitzen	O	O	O
Bewegungsmangel bei der Arbeit	O	O	O
Bildschirmarbeit	O	O	O
Lärm	O	O	O
Hitze, Wärme	O	O	O
Zugluft, Kälte	O	O	O
Schlechte Belüftung, Klimaanlage	O	O	O
Ungünstige Beleuchtung	O	O	O
Termin, Leistungsdruck	O	O	O
Hohes Arbeitstempo	O	O	O
Hohe Verantwortung	O	O	O
Unerwartete Schwierigkeiten und Probleme	O	O	O
Schlechte Zusammenarbeit in meiner Abteilung	O	O	O
Die Zahl der Arbeitsstunden	O	O	O
Eintönige Arbeit	O	O	O
Ungünstige Arbeitszeiten	O	O	O
Das Risiko arbeitslos zu werden	O	O	O

Inhalt und Aufbau des Fragebogens:

Um das Mitarbeitervertrauen zu gewinnen, den Nutzen der Befragung kund zu tun und die Anonymität der Befragungsteilnehmer/-innen zu gewahren, werden im Vorfeld weiterhin einige Maßnahmen getroffen. Unter Anderem wird die Belegschaft frühzeitig informiert und so Transparenz gegenüber der Befragung geschaffen. Das aufgeführte Anschreiben soll offenlegen, welches die Ziele der Befragung sind, wie die Befragung organisiert ist (Zeitraum, Abgabemöglichkeit) und wen man für weitere Auskünfte und Rückfragen kontaktieren kann. Zudem wird eine Datenschutzerklärung gegenüber den Beschäftigten abgegeben und zur freiwilligen Teilnahme angeregt.

Bei der Konstruktion des standardisierten Fragebogens wurde darauf geachtet komplexe Fragen, Fachausdrücke und zweideutige Frageformulierungen zu vermeiden.

Der dem Anschreiben folgende Fragenkatalog, bestehend aus fünf Fragen, enthält die Themenpunkte:

- Personenbezogene Angaben (Frage 1: Geschlecht und Alter; Tabelle 1)
- Zufriedenheit mit der Arbeit (Frage 2; Tabelle 2)
- Allgemeine gesundheitliche Situation (Frage 3; Tabelle 3)
- Gesundheitliche Beschwerden (Frage 4; Tabelle 4)
- Belastungsfaktoren am Arbeitsplatz/ bei der Arbeit (Frage 5; Tabelle 5)

Dabei leitet sich der Inhalt des Fragebogens aus oben genanntem Ziel der Befragung, arbeitsbedingte gesundheitsbeeinflussende Faktoren im Unternehmen festzustellen, ab.

Laut Rixgens (2010) ist das Misstrauen hinsichtlich der zugesicherten Anonymität umso größer, je mehr personenbezogene Angaben erhoben werden. Daher beschränken sich die personenbezogenen Angaben zu Beginn auf eine Frage mit zwei Unterpunkten. Indem die Teilnehmer/-innen sowohl Geschlecht als auch Alter angeben, können im Späteren Unterschiede herausgefiltert werden und sich hieraus konkrete Hinweise für Interventionen ergeben. In Frage eins wird das niedrigste Skalenniveau, die Nominalskala, verwendet. Sie dient der Darstellung und Klassifizierung qualitativer Eigenschaftsausprägungen. Es werden lediglich sich unterscheidende Merkmalsausprägungen gezählt und die Häufigkeit ihrer

Ausprägung dargestellt (Statista-Lexikon, 2013). Bei der Frage nach dem Geschlecht (Frage 1.1) gibt es lediglich zwei Antwortmöglichkeiten (männlich oder weiblich), die Frage ist dichotom. Anders ist es bei Frage 1.2, der Frage nach dem Alter. Diese ist eine Gruppierungsfrage, bei der bestimmte Wertebereiche festgelegt wurden („jünger als 20", „20-29 Jahre", „30-39 Jahre", „40-49 Jahre", „50-59 Jahre", „60 Jahre und älter"). Frage zwei schafft einen Einstieg in das Thema, indem die allgemeine Zufriedenheit mit dem Arbeitsplatz erfragt wird. Die Antwortmöglichkeiten auf der Likert-Skala sind ordinal- bzw. rangskaliert. Dabei sind die Häufigkeitsstufen graduell in „sehr gut (1)", „gut (2)", „teils-teils (3)", „nicht so gut (4)", „gar nicht (5)" abgestuft worden. In Frage drei, bei der die Beurteilung des allgemeinen Gesundheitszustandes gefordert ist, wird ebenso die ordinalskalierte Likert-Skala verwendet. Der Befragte kann zwischen den Merkmalen „sehr gut (1)", „gut (2)", „zufriedenstellend (3)", „weniger gut (4)" und „schlecht (5)" wählen. Frage vier soll die Beschwerden am Arbeitsplatz ermitteln und enthält zehn Items, deren Antwortmöglichkeiten/ Merkmalsausprägungen – „nie", „selten" und „häufig" - ebenso ordinal-skaliert sind. Die letzte Frage beschäftigt sich mit den Belastungen am Arbeitsplatz (körperliche und psychische Belastungen, Belastungen durch die Arbeitsumgebung) und umfasst 17 Items mit den drei Merkmalsausprägungen „überhaupt nicht", „ein wenig" und „stark".

Bei der Auswahl geeigneter Fragen und Antwortmöglichkeiten, wurde auf bereits bestehende, wissenschaftlich evaluierte Fragebögen zurückgegriffen und sich an der Publikation „Gesundheitliche Beschwerden und Belastungen am Arbeitsplatz – Ergebnisse aus Mitarbeiterbefragungen" des Wissenschaftlichen Instituts der AOK (WIdO) orientiert.

Aufgabe 2)

Ergebnisse der Mitarbeiterbefragung:

Firma Muster AG – Bereich: Verwaltung

Teilnehmer der Befragung: Alle Mitarbeiter der Verwaltung

Anzahl Befragte: 24

Rücklauf Fragebögen: N= 20 (83,33 %)

Der entwickelte Fragebogen soll nun mittels deskriptiver Statistik ausgewertet werden. Die Ergebnisse der Fragen eins bis fünf werden im folgenden Textteil erläutert und graphisch dargestellt.

Frage 1: Angaben zur Person:

Frage 1.1 - Geschlecht

An der durchgeführten Befragung nahmen zwanzig Personen (N= 20) teil. Davon waren drei Befragte (15 %) männlich und 17 Befragte (85 %) weiblich. Abbildung eins stellt die Geschlechterverteilung in Prozent in Form eines Kreisdiagrammes dar.

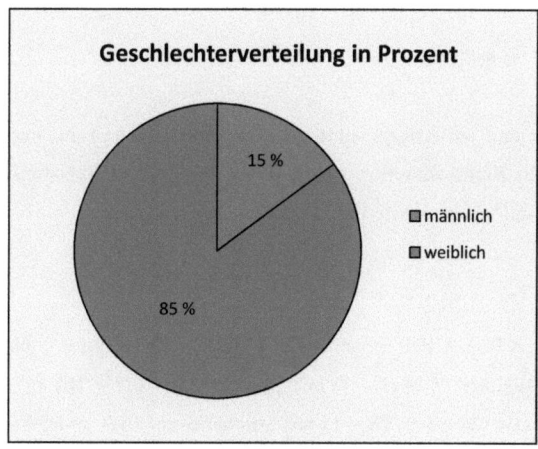

Abb. 1: Frage 1.1 - Geschlechterverteilung in Prozent

Frage 1.2 – Alter

Betrachtet man die Altersverteilung in der Verwaltung, so fällt auf, dass die Mehrheit der Befragten (N = 12; 60 %) zwischen 40-49 Jahre alt ist. Absteigend folgen die Altersgruppen 30-39 Jahre mit 15 % (N= 3) und 50-59 mit 10 % (N= 2). In den Altersgruppen jünger als 20 Jahre (N= 1), 20-29 Jahre (N= 1) und 60 Jahre und älter (N= 1) befindet sich mit je 5 % lediglich ein kleiner Teil der Befragten. Abbildung zwei zeigt die graphische Auswertung der Altersverteilung in Prozent in Form eines Kreisdiagrammes.

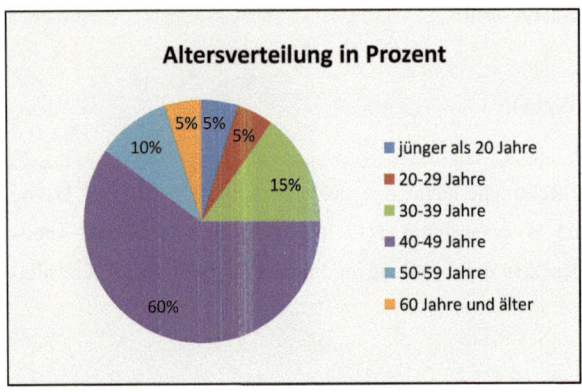

Abb. 2: Frage 1.2 - Altersverteilung in Prozent

Ergänzend zum Geschlecht und zur Altersstruktur wurden Zufriedenheit mit der Arbeit, allgemeine gesundheitliche Situation sowie Beschwerden und Belastungen erfragt. Im Folgenden soll auf genannte Punkte eingegangen werden.

Frage 2 – Zufriedenheit mit der Arbeit

Die Frage „wie gefällt Ihnen Ihre Arbeit insgesamt?" beantworten lediglich 5 % (N= 1) mit „sehr gut (1)". Weitere 35 % (N= 7) mit „gut (2)", 50 % (N= 10) antworten kritisch mit „teils-teils (3)", 5 % (N= 1) mit „nicht so gut (4)" und 5 % (N= 1) mit „gar nicht (5)". Der Mittelwert der Mitarbeiterzufriedenheit im Bereich Verwaltung liegt somit bei Ø 2,7 ± 0,86. Folgende Abbildung (3) stellt die Auswertung des Mittelwertes zu Frage zwei graphisch dar.

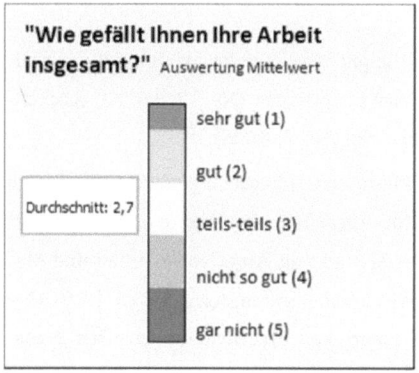

Abb. 3: Frage 2 - Zufriedenheit mit der Arbeit

Frage 3 - Gesundheitszustand

Die Befragten beurteilen ihren Gesundheitszustand im Allgemeinen mit Ø 2,8 ± 0,83. Genauer betrachtet, bewertet fast die Hälfte (45 %, N= 9) ihren Gesundheitszustand lediglich mit „zufriedenstellend (3)". Absteigend geben 40 % (N= 8) an, einen „guten (2)" Gesundheitszustand zu haben, weitere 10 % (N= 2) beurteilen ihre allgemeine Gesundheit mit „weniger gut (4)", 5 % (N= 1) sogar mit „schlecht (5)". Niemand der Befragten beurteilt seinen Gesundheitszustand mit „sehr gut (1)". Abbildung vier zeigt die Auswertung des Mittelwertes zu Frage drei in Form einer Skala.

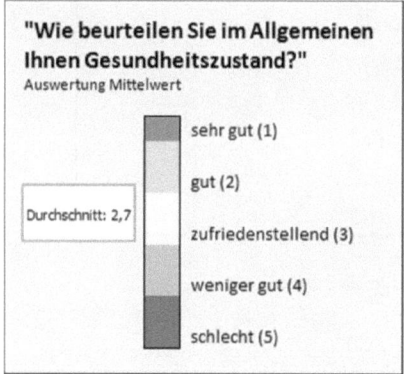

Abb. 4: Frage 3 - Beurteilung des allgemeinen Gesundheitszustandes

Frage 4 – Beschwerden:

Die Top drei der „häufigen" gesundheitlichen Beschwerden im Bereich Verwaltung sind absteigend Verspannungen/ Verkrampfungen (N= 12; 60 %), Rückenschmerzen (N= 11; 55 %) und Kopfschmerzen (N= 7; 35 %).

Weiterhin geben 30 % (N= 6) an, von Müdigkeit/ Abgeschlagenheit betroffen zu sein, 25 % (N= 5) leiden an Kreislaufstörungen/ Herzbeschwerden, 20 % (N= 4) an Nervosität/ Unruhe und je 15 % (N= 3) sind von Atembeschwerden und Magenbeschwerden/ Sodbrennen betroffen. Verdauungsstörungen haben 10 % (N= 2) und 5 % (N= 1) sind von Müdigkeit/ Traurigkeit/ Bedrückung betroffen. Nachfolgende Graphik (Abbildung 5) stellt die gesundheitlichen Beschwerden – ausgewertet in Prozent der Kategorie „häufig" - in Form eines Balkendiagrammes absteigend, ihrem Vorkommen nach, dar. Die Top drei der „häufigen" Beschwerden sind in rot markiert.

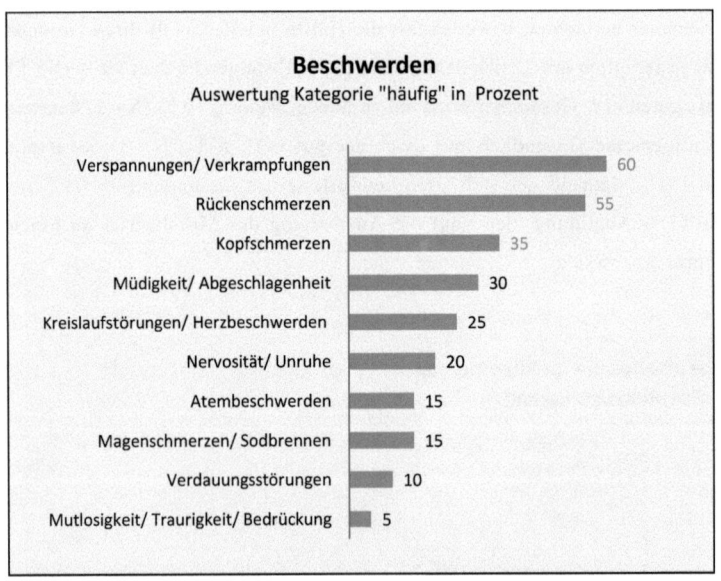

Abb. 5: Frage 4 - "häufig" vorliegende Beschwerden in Prozent

Frage 5: Belastungen am Arbeitsplatz

Die Top fünf der „starken" Belastungen am Arbeitsplatz sind:
1. Bewegungsmangel bei der Arbeit (N= 15; 75 %)
2. Ständiges Sitzen (N= 13; 65 %)
3. Schlechte Belüftung, Klimaanlage (N= 11; 55 %)
4. Ungünstige Beleuchtung (N= 10; 50 %)
5. Eintönige Arbeit (N= 9; 45 %)

Weiterhin zählen absteigend hohes Arbeitstempo (N= 8; 40 %), Bildschirmarbeit (N= 6; 30 %), Termin, Leistungsdruck (N= 5; 25 %), die Zahl der Arbeitsstunden (N= 4; 20 %), schlechte Zusammenarbeit in der Abteilung (N= 4; 20 %), hohe Verantwortung (N= 3; 15 %), das Risiko arbeitslos zu werden (N= 2; 10 %), Zugluft, Kälte (N= 2; 10 %) und Lärm zu den als „stark" empfundenen Belastungen am Verwaltungsarbeitsplatz. Abbildung sechs stellt die Belastungen am Arbeitsplatz – ausgewertet in Prozent der Kategorie „stark" – in Form eines Balkendiagrammes absteigend dar. Die Top fünf der „starken" Belastungen sind in rot markiert.

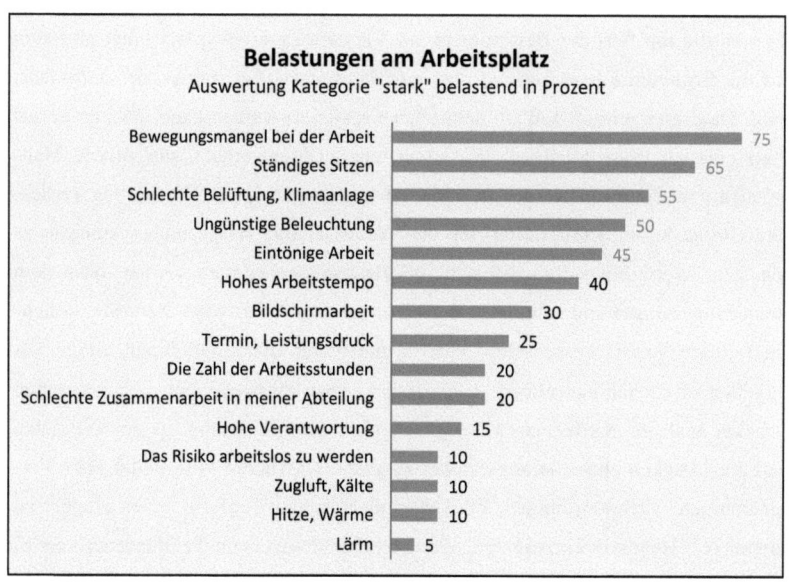

Abb. 6: Frage 5 - "starke" Belastungen am Arbeitsplatz in Prozent

Aufgabe 3)

Aus der Mitarbeiterbefragung lassen sich folgende signifikante Ergebnisse identifizieren und zusammenfassen:

- Der Großteil (60 %) der Befragten ist zwischen 40-49 Jahre alt → Vorsicht: Demographischer Wandel
- Die meisten Beschäftigten sind Frauen (85 %)
- 50 % sind nur „teils-teils" mit ihrer Arbeit zufrieden
- 45 % bewerten ihren Gesundheitszustand lediglich mit „zufrieden" stellend
- Die top drei der Beschwerden sind: Verspannungen/ Verkrampfungen, Rückenschmerzen und Kopfschmerzen
- Die top fünf der Belastungen am Arbeitsplatz sind: Bewegungsmangel bei der Arbeit, ständiges Sitzen, schlechte Belüftung/ Klimaanlage, ungünstige Beleuchtung und eintönige Arbeit

Aus den genannten Problembereichen werden drei, für die Interventionsplanung bedeutsame, Handlungsschwerpunkte aufgestellt. Dabei ist es wichtig, möglichst alle Aspekte aufzugreifen und systematisch vorzugehen.

Da sich die top fünf der Belastungen am Verwaltungsarbeitsplatz unter anderem auf die Ergonomie beziehen, ist dies ein Handlungsschwerpunkt, der aufgefasst wird. Da dieser zeitnah und am Schnellsten realisiert werden kann, gelangt er auf Platz eins der Prioritätenliste. Vor allem müssen hier verhältnisorientierte Maßnahmen getroffen werden, die die Arbeitsbedingungen in der Verwaltung verbessern (Beleuchtung, Luftqualität) um die Voraussetzung für gesundes Arbeiten zu schaffen. Weiterhin sollen die Arbeitsplätze so umgestaltet werden, dass dem Bewegungsmangel und ständigem Sitzen entgegengewirkt wird. Zentrale, höhenverstellbare Stehtische schaffen Abhilfe und bieten die Möglichkeit, einige Tätigkeiten im Stehen auszuüben. Zusätzlich werden Laufwege, beispielsweise zum Drucker und zur Kaffeemaschine, geschaffen, um Bewegung zu gewährleisten und die Tätigkeit abwechslungsreicher zu gestalten. Da die Mitarbeiter über Verspannungen/ Verkrampfungen, Rückenschmerzen und Kopfschmerzen klagen, ist es sinnvoll Headsets einzusetzen, die die Fehlhaltung beim Telefonieren verringern und damit den Beschwerden entgegenwirken. Zudem wird den Mitarbeitern aufgezeigt, welche Möglichkeiten es gibt, die Neuanschaffungen/ Veränderungen zu ihren Gunsten zu nutzen und wahrzunehmen.

Da sich Verhaltens- und Verhältnisprävention zwar bedingen, die Verhaltensprävention der Verhältnisprävention aber stets nachgeordnet sein soll (Klotter, 1999), gelangt der nächste Handlungsschwerpunkt – Bewegungsangebote zur Reduktion von körperlichen Belastungen – auf die zweite Prioritätenstufe.

Die Wahl des Handlungsschwerpunktes kann mit den häufig vorhandenen Beschwerden, sowie mit dem allgemeinen Gesundheitszustand der Verwaltungsmitarbeiter begründet werden. Der Inhalt des Schwerpunktes besteht aus der Schaffung geeigneter Angebote, die die Sensibilität für das Thema Gesundheit steigern und den kritisierten Bewegungsmangel durch gesundheitssportliche Aktivität reduzieren. Ebenso sollen Interventionen, wie beispielsweise die Schaffung einer Betriebssportgruppe, das Angebot einer regelmäßigen Rückenschule und ein „Schreibtischfit"-Kurs, den Mitarbeitern aufzeigen, wie mit Belastungen am Arbeitsplatz besser umgegangen werden kann und wie körperliche Beschwerden verringert werden können.

Nachdem nun die Problembereiche Bewegungsmangel und Arbeitsergonomie angegangen wurden, geht es darum, die individuellen Bewältigungsressourcen zu steigern, indem man, zusätzlich zu den genannten Punkten, verhaltensorientierte Stressbewältigungsprogramme einführt. Dieser Handlungsschwerpunkt ist sinnvoll, da Arbeitsbedingungen wie eintönige Tätigkeiten und hohes Arbeitstempo sowie die Belastung durch Bildschirmarbeit etc. recht häufig, von meist mehr als 30 % der Mitarbeiter, als stark belastend empfunden werden und sich langfristig auf die psychische Gesundheit auswirken können. Der dritte Handlungsschwerpunkt – Stressmanagement, beispielsweise in Form von Autogenem Training und Progressiver Muskelentspannung – fördert somit nicht nur individuelle Kompetenzen, sondern hilft bei der Belastungsverarbeitung und Vermeidung stressbedingter Gesundheitsrisiken. Betrachtet man das relativ hohe Durchschnittsalter im Unternehmen Muster AG, so erscheint es wichtig, dass die genannten Maßnahmen ganzheitlich angegangen werden, möglichst viele Mitarbeiter ansprechen und dafür sorgen, aufgrund des hohen Altersdurchschnitts, einen Teil zur Erhaltung der allgemeinen Leistungsfähigkeit beizutragen. Wenn alle Handlungsschwerpunkte umgesetzt, werden sich zudem die kritisch gewertete Zufriedenheit sowie die Motivation der Mitarbeiter verbessern.

Die oben genannten und begründeten Handlungsschwerpunkte werden wie folgt priorisiert:

1. Arbeitsplatzergonomie
2. Bewegungsangebote zur Reduktion körperlicher Belastungen
3. Stressmanagement

Aufgabe 4)

Im Rahmen der durchgeführten Befragung können im Zusammenhang mit der Feldforschung, die hier in Form einer Mitarbeiterbefragung angewandt wurde, und dem Datenschutz spezielle Probleme auftreten. Im folgenden Textteil sollen diese erläutert werden.

Die Feldforschung ist eine Forschungsmethode zur Erhebung empirischer Daten mittels Beobachtung und Befragung im „natürlichen" Kontext. Ziel der Feldforschung ist es, „eine Kultur aus der Sicht ihrer Mitglieder kennenzulernen und zu beschreiben. Die Kultur soll durch die Forschungstätigkeit möglichst nicht verändert werden." (Hussy, Schreier & Echterhoff, 2010, S. 198). Dieses Ziel wurde ebenso bei der durchgeführten Mitarbeiterbefragung im Unternehmen Muster AG verfolgt, indem versucht wurde, eventuelle Wirkungszusammenhänge zwischen Gesundheit und Arbeit herauszufinden. Allerdings ist es nicht auszuschließen, dass die Bekanntgabe zur Durchführung dieser Analyse Auswirkungen auf die Befragungsteilnehmer hat und somit die Ergebnisse verzerrt. Die Feldforschung hat zwar den Vorteil, dass die Versuchsbedingungen nicht oder nur unwesentlich künstlich verändert werden müssen (Schurian, 1989, S. 39), allerdings führt sie zu einer gewissen Erwartungshaltung der Versuchsteilnehmer und regt eine Diskussion unter ihnen an, da sie ein Signal sendet (Weinreich & Weigl, 2002). „ Einen Zugang zum Feld zu finden, gilt als die schwierigste und sensibelste Phase der Feldforschung" (Hussy, Schreier & Echterhoff, S. 199). Bezogen auf die durchgeführte Mitarbeiterbefragung lässt sich dieser Aspekt ebenso als Problem aufgreifen, da Mitarbeiter eine Befragung nicht immer positiv sehen und die Gefahr besteht, dass man als Fremder im Unternehmen nicht akzeptiert wird. Die Zusicherung der Wahrung der Anonymität der Beteiligten spielt daher eine große Rolle. Gerade wenn personenbezogene Angaben und sensible persönliche Daten erhoben werden und Misstrauen hinsichtlich des Datenschutzes besteht, ist es wichtig, dass der „Forscher" zu Analysebeginn vertrauensbildende Maßnahmen durchführt. Dazu gehören u. a. die Abgabe einer Datenschutzerklärung gegenüber den Beschäftigten und die umfangreiche und frühzeitige Information sowie die Transparenz der Befragung. In obigem Fragebogen geschah dies in Form eines vorgeschalteten Anschreibens. Grundsätzlich unterliegt die Datenerhebung den Bestimmungen des Datenschutzgesetzes. „Das Gesetz verlangt, personenbezogene Daten so wenig wie möglich zu erheben, zu verarbeiten und zu nutzen (…)

Unternehmen haben, sofern sie personenbezogene Daten erheben, einen Datenschutzbeauftragten zu ernennen, der die Einhaltung der Datenschutzbestimmungen überwacht." (Allmann & Pieter, 2012, S. 158). Da das Unternehmen Muster daran interessiert ist, den Zusammenhang zwischen gesundheitlichen Beschwerden und der Arbeit herauszufinden, ist es nicht immer einfach, alle Bestimmungen des Datenschutzgesetzes zu verfolgen. „Lösen lassen sich diese Probleme nur über eine vertrauensvolle unternehmensinterne Kommunikationskultur, bei der Information, Transparenz und die positive Absicht aller Beteiligten und aller Entscheidungen im Vordergrund stehen" (Allmann & Pieter, 2012, S. 161).

Literaturverzeichnis

Allmann, B. & Pieter, A. (2011). *Studienbrief Betriebliches Gesundheitsmanagement II – Methoden im BGM.* Unveröffentlichtes Studienmaterial. Saarbrücken: Deutsche Hochschule für Prävention und Gesundheitsmanagement.

Allmann, B. & Pieter, A. (2012). *Studienbrief Betriebliches Gesundheitsmanagement I – BGM als Unternehmensstrategie.* Unveröffentlichtes Studienmaterial. Saarbrücken: Deutsche Hochschule für Prävention und Gesundheitsmanagement.

Hussy, W., Schreier, M. & Echterhoff, G. (2010). *Forschungsmethoden in Psychologie und Sozialwissenschaften.*(S. 198 ff.) Berlin: Springer.

Klotter, C. (1999). Historische und aktuelle Entwicklungen der Prävention und Gesundheitsförderung – Warum Verhaltensprävention nicht ausreicht. In: R. Österreich, & W. Volpert (Hrsg.). *Psychologie gesundheitsgerechter Arbeitsbedingungen.* Bern: Huber.

Neugebauer, B. (2003). *Mitarbeiterbefragungen. Ein Literaturbericht.* Mannheim: Zuma.

Rixgens, P. (2010). Messung von Sozialkapital im Betrieb durch den „Bielefelder Sozialkapital Index (BISI)". In: B. Badura, H. Schröder, J., Klose & K. Macco (Hrsg.): *Fehlzeiten Report 2010. Analysen aus allen Branchen der Wirtschaft. Arbeit und Psyche: Belastungen reduzieren – Wohlbefinden fördern* (S. 263-271). Heidelberg: Springer.

Schurian, W. (1989). *Psychologie des Jugendalters. Eine Einführung.* Opladen: Westdeutscher Verlag

Statista Lexikon (2013). *Nominalskala.* Link zum Statista Lexikon. Zugriff am 12.01.2014. Verfügbar unter http://de.statista.com/statistik/lexikon/definition/94/nominalskala/

Weinreich, I. & Weigl, C.(2002). *Gesundheitsmanagement erfolgreich umsetzen.* Neuwied: Luchtermann.

Zok, K. (2010). *Gesundheitliche Beschwerden und Belastungen am Arbeitsplatz - Ergebnisse aus Beschäftigtenbefragungen.* Link zur WIdO. Zugriff am 11.01.2014. Verfügbar unter http://www.wido.de/fileadmin/wido/downloads/pdf_publikationen/wido_pub_gesundheitlBeschw2010_0212.pdf

Abbildungsverzeichnis

Abb. 1: Frage 1.1 - Geschlechterverteilung in Prozent 9
Abb. 2: Frage 1.2 - Altersverteilung in Prozent 10
Abb. 3: Frage 2 - Zufriedenheit mit der Arbeit 11
Abb. 4: Frage 3 - Beurteilung des allgemeinen Gesundheitszustandes 11
Abb. 5: Frage 4 - "häufig" vorliegende Beschwerden in Prozent 12
Abb. 6: Frage 5 - "starke" Belastungen am Arbeitsplatz in Prozent 13

Tabellenverzeichnis

Tab. 1: Frage 1 – Angaben zur Person (eigene Darstellung nach WIdO, 2010, S. 142) 5
Tab. 2: Frage 2 – Allgemeine Zufriedenheit mit der Arbeit (eigene Darstellung nach WIdO, 2010, S. 139) 5
Tab. 3: Frage 3 – Beurteilung des allgemeinen Gesundheitszustandes (eigene Darstellung nach WIdO, 2010, S. 116) 5
Tab. 4: Frage 4 - Beschwerden (eigene Darstellung nach WIdO, 2010, S. 117) 5
Tab. 5: Frage 5 - Belastungen am Arbeitsplatz (eigene Darstellung nach Wido, 2010, S. 133 f.) 6

BEI GRIN MACHT SICH IHR WISSEN BEZAHLT

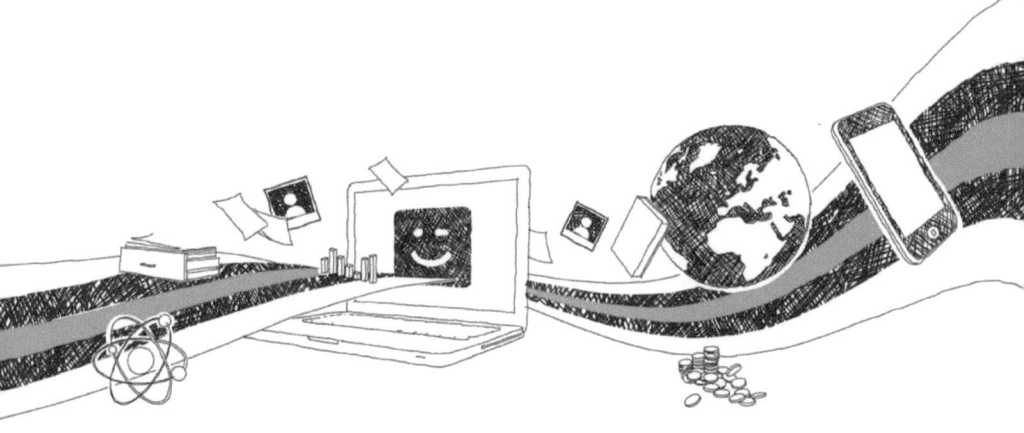

- Wir veröffentlichen Ihre Hausarbeit, Bachelor- und Masterarbeit

- Ihr eigenes eBook und Buch - weltweit in allen wichtigen Shops

- Verdienen Sie an jedem Verkauf

Jetzt bei www.GRIN.com hochladen und kostenlos publizieren

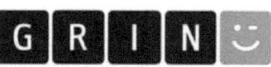